LA

DIPHTÉRIE A MARSEILLE

PAR

Le Dr Georges ENGELHARDT

Ancien interne des hôpitaux de Marseille

· ·•••·· ·

PARIS

G. STEINHEIL, ÉDITEUR

2, RUE CASIMIR-DELAVIGNE, 2

1897

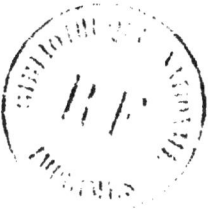

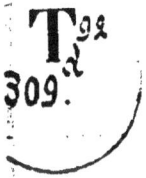

LA
DIPHTÉRIE A MARSEILLE

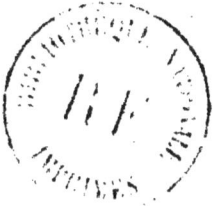

PAR

Le Dr Georges ENGELHARDT

Ancien interne des hôpitaux de Marseille

PARIS

G. STEINHEIL, ÉDITEUR

2, RUE CASIMIR-DELAVIGNE, 2

1897

AVANT-PROPOS

En terminant aujourd'hui notre vie d'étudiant nous ne pouvons nous défendre d'un sentiment de regret bien légitime. Mais aussi, quels précieux souvenirs conservons-nous de ces années, au cours desquelles la bienveillance de nos maîtres ne nous a jamais fait défaut et que la franche cordialité de bons camarades nous a rendues particulièrement agréables ! Nous éprouvons surtout une réelle et douce satisfaction à la pensée des amis sincères que nous y avons rencontrés.

Plus qu'à tout autre, il nous a été donné de connaître et d'apprécier de ces solides amitiés contractées sur les bancs de l'école : ni le temps, ni l'éloignement n'ont pu y porter atteinte, la mort même n'a su prévaloir contre elles. Que ceux qui ont bien voulu nous en donner l'exemple et les preuves reçoivent l'hommage de notre respectueuse reconnaissance !

Nous unissons dans un même sentiment de profonde gratitude les noms de MM. les Drs Girard, Magail, Laget et Oddo. Ils voudront bien croire qu'il nous souvient !

Obéissant avec plaisir à une tradition respectée, nous adressons ici tous nos remerciements à nos maîtres de l'école de médecine et des hôpitaux de Marseille.

Nous ne pourrons jamais assez témoigner à notre cher

et excellent maître, M. le Dr Léon d'Astros, les senti-
ments de vive reconnaissance que nous lui gardons : depuis que nous avons été son interne pour la première
fois et qu'il nous a admis à collaborer à ses travaux de
laboratoire, il n'a cessé de nous prodiguer, avec l'ensei-
gnement d'un maître éminent, les encouragements et les
conseils d'un ami bienveillant. C'est avec joie que nous
avons accueilli sa nomination à la chaire de clinique des
maladies des enfants.

Jamais nous n'oublierons les bons conseils et les nombreux témoignages d'amical intérêt que nous a donnés
M. le Dr Oddo. Qu'il soit assuré, à ce titre et à d'autres
encore, de notre reconnaissance et de notre affection.

MM. les professeurs Laget et Fallot nous ont en maintes
circonstances soutenu et encouragé, et nous leur en
témoignons notre vive reconnaissance. Nous nous félici-
tons d'avoir été leur élève comme externe et comme
interne.

Que MM. le professeur Queirel, les Dr Trastour et
Marcorelles, nos autres maîtres dans l'internat, reçoivent
l'expression de notre gratitude pour leurs enseignements
et l'accueil bienveillant que nous avons toujours trouvé
auprès d'eux.

Nous remercions MM. les professeurs Combalat et
Villard, MM. les Dr Poucel et Flavard, nos maîtres dans
l'externat, MM. Gamel, Alezais, Pluyette, Pagliano, Lanzet
et Michel, médecins et chirurgiens des hôpitaux, de leurs
enseignements et de leurs conseils. Nous n'avons garde
d'oublier ici M. le professeur Rietsch et M. le Dr Perrin,
qui nous ont toujours témoigné un bienveillant intérêt.

Nous tenons aussi à exprimer nos remerciements à nos amis : MM. les Drs Jourdan, Sesquès, Arréat, Aslanian, Gonin, Reynès, Bonnifay et Chassy pour les marques de sympathie qu'ils nous ont données en bien des circonstances. Ils connaissent notre affection pour eux et ils savent qu'ils peuvent compter sur nous en tout et toujours.

M. Reybaud, externe des hôpitaux, nous a prêté son concours pour notre thèse, nous lui en exprimons nos bien vifs remerciements.

Nous ne saurions terminer sans adresser à M. le Dr Roux l'hommage de notre gratitude et de notre respect. Nous avons emporté de ses remarquables leçons et de notre séjour à l'Institut Pasteur un souvenir ineffaçable.

M. le professeur Brouardel a bien voulu accepter la présidence de notre thèse. Nous ne saurions trop le remercier de l'honneur qu'il nous a fait et de la bienveillance de son accueil.

Paris, 6 mai 1897.

LA
DIPHTÉRIE A MARSEILLE

INTRODUCTION

Durant notre internat dans les hôpitaux de Marseille, le
fait qui nous a le plus frappé est certainement l'heureuse
intervention de la sérothérapie dans le traitement de la
diphtérie.

Pendant plus d'un an, nous avons été à même de constater journellement les remarquables résultats de cette
méthode, affirmés d'ailleurs par les nombreuses statistiques publiées de tous côtés. Mais nos observations faites
dans un cadre forcément restreint ne nous ont permis d'étudier que les modifications apportées dans l'évolution clinique de la maladie, et nous nous sommes demandé s'il
n'importait pas d'établir, après deux années d'application
de la méthode sérothérapique, les modifications survenues
dans l'évolution de l'endémie diphtérique. Il était nécessaire pour cela d'agrandir le champ d'étude et il y avait
quelque intérêt à le placer dans une ville, où la diphtérie
régnait d'un bout de l'année à l'autre avec une rigueur peu
commune.

Nous avons donc songé à écrire notre thèse inaugurale sur la diphtérie à Marseille et à montrer ce qu'y a été cette maladie autrefois, ce qu'elle est devenue aujourd'hui.

Malheureusement notre travail n'a pu avoir toute l'étendue que nous aurions voulu lui donner. Nous n'avons pu, en effet, recueillir aucun élément statistique pour établir la morbidité par diphtérie. C'est donc seulement sur des chiffres de mortalité que nous nous sommes basé dans cette étude.

CHAPITRE PREMIER

La mortalité diphtérique à Marseille.

Nous n'avons pu remonter bien loin en arrière dans nos recherches, et les premiers documents de quelque importance que nous ayons trouvés ne datent que de 1874. Ils nous sont fournis dans un article publié en 1880 dans le « Marseille médical » par le docteur Gibert, ancien directeur du bureau de statistique médicale.

Après avoir constaté la fréquence croissante de la diphtérie dans tous les pays et l'ardeur avec laquelle les médecins se livrent à ce sujet aux recherches les plus utiles, l'auteur de ce travail donne quelques détails sur la maladie à Marseille.

Ce n'est pas sans quelque surprise que nous y avons lu les lignes suivantes, qui font un contraste frappant avec l'importance et la gravité qu'ont présentées depuis plusieurs années dans notre ville les affections diphtériques. « Jusqu'à ces derniers temps, nous dit le docteur Gibert, il n'a pas semblé que Marseille fût favorable au développement de la diphtérie. On citait de loin en loin quelques cas dans la ville, rarement dans les hôpitaux. »

Mais il ajoute plus loin : « Il est évident que nous assistons à une modification grave dans la marche de la maladie. » Et il cite à l'appui de cette constatation les chiffres de mortalité par diphtérie des six années qui ont précédé la publication de son article et auxquelles il a cru devoir limiter ses recherches; car, nous dit-il, avant 1874, les causes inconnues de décès s'élevaient à plus de 40 p. 100. Les résultats auraient donc été peu concluants.

Voici quels sont ces chiffres :

101 décès déclarés en 1874
108. 1875
120. 1876
160. 1877
258. 1878
249. 1879

Ajoutons à cette liste les 427 décès déclarés en 1880.

En reproduisant cette statistique, qui permet tout au moins de constater l'accroissement marqué et progressif de la mortalité diphtérique annuelle, nous sommes obligé de faire quelques réserves. En effet, le nombre des causes inconnues de décès n'ont diminué que lentement depuis 1874 ; elles étaient encore de 10,92 p. 100 en 1879. Ce n'est qu'en 1880 qu'elles se sont éteintes à 3 ou 4 p. 100.

Aussi ne voulant publier que les résultats exacts, nous avons dû ne pas tenir compte de ces premières données et ne les citer que pour mémoire. Nous faisons partir notre statistique de l'année 1881 : elle porte sur ces seize dernières années, qui seront, croyons-nous, très suffisantes pour donner une idée des caractères de l'endémie diphtérique à Marseille.

Voici quels ont été, d'après les bulletins de la statistique municipale, les chiffres de mortalité par diphtérie pendant les années 1881-1896 :

1881	397	décès.
1882	385	—
1883	367	—
1884	346	—
1885.	354	—
1886	581	—
1887	524	—
1888	468	—
1889	363	—
1890	675	—
1891	779	—
1892	573	—
1893	365	—
1894	336	—
1895	120	—
1896	135	—

Ces chiffres sont déjà très instructifs par eux-mêmes et permettent de constater d'une part le nombre considérable des décès diphtériques annuels, d'autre part les variations que présente la mortalité d'une année à l'autre. Mais à ne considérer que ces résultats bruts, on ne peut se faire qu'une idée très imparfaite de leur importance et il est nécessaire de le modifier par rapport à la densité de la population, celle-ci s'étant accrue dans de notables proportions depuis 1881.

En effet, les recensements de population ont donné :

En 1881............ 360,099 habitants.
— 1886.. 376,143   —
— 1891....... ... 406,919   —
— 1896.......... 447,334   —

soit une augmentation de 87,245 habitants en seize ans.

Le calcul de proportion à la densité de la population nous donne par 100,000 habitants pour chaque année, les taux de mortalité suivants:

110 décès en 1881
106   —   1882
100   —   1883
 89   —   1884
 95   —   1885
155   —   1886
137   —   1887
120   —   1888
 92   —   1889
169   —   1890
198   —   1891
138   —   1892
 86   —   1893
 78   —   1894
 27   —   1895
 30   —   1896

Ces chiffres fixent ainsi avec exactitude les oscillations de la courbe de mortalité dont on peut rapidement se rendre compte par l'examen du tracé ci-dessous:

Mortalité diphtérique annuelle par 100,000 habitants (1881-
[1896).

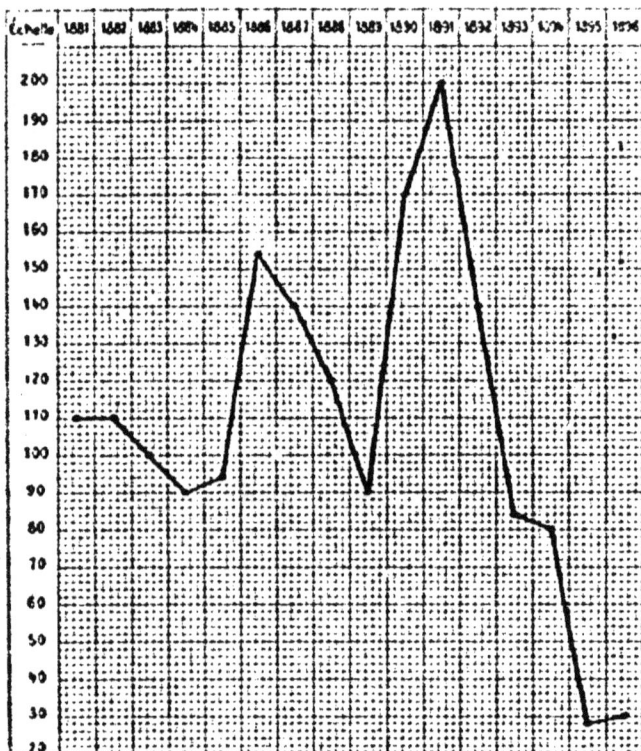

Si nous comparons ces résultats pour Marseille à ceux
fournis par les autres grandes villes de France, nous
constatons que notre ville occupe, et de beaucoup, le
premier rang dans le classement par progression décroissante.

Voici le tableau comparatif pour les villes de France de
plus de 100,000 habitants durant les dix années, 1885-1895,

d'après notre relevé sur le Bulletin de statistique sanitaire du Ministère de l'Intérieur.

Mortalité diphtérique par 100,000 habitants.

	MOYENNE DE DIX ANS	MAXIMUM	MINIMUM
Marseille........	127	198	78
Paris......... .	74	86	40
Saint-Étienne. ..	57	116	19
Le Havre.	52	86	36
Lyon..........	50	98	21
Lille........	48	66	22
Nantes........ ..	48	99	22
Bordeaux......	42	72	23
Toulouse........	34	64	18

Nous donnons maintenant les chiffres de mortalité par mois pendant les seize années qui nous occupent.

(Voir tableau 1, page 13.)

L'examen de ce tableau permet de constater, ce que nous avons déjà signalé, à savoir que la diphtérie est endémique à Marseille. Nous observons de plus que cette maladie ne sévit pas avec la même intensité dans tous les mois. Mais nous nous abstenons ici de commentaires : nous reviendrons plus tard sur les caractères saisonniers de la diphtérie.

Enfin, dans le tableau 2 (voir pages 14 et 15), nous avons consigné le nombre de décès par diphtérie dans chaque quartier (arrondissement de police) de Marseille, en indiquant en même temps les chiffres de population fixés à chaque recensement.

TABLEAU I.   Mortalité diphtérique par année et par mois (1881-1896).

ANNÉES	Janvier	Février	Mars	Avril	Mai	Juin	Juillet	Août	Septembre	Octobre	Novembre	Décembre	TOTAUX
1881	46	11	35	37	27	21	32	27	25	32	27	38	397
1882	31	34	35	25	30	36	31	26	29	27	38	40	385
1883	38	23	39	33	31	32	17	20	22	23	41	43	367
1884	30	30	33	31	56	41	26	11	13	16	31	23	316
1885	31	22	32	36	22	17	22	22	16	22	31	61	354
1886	71	43	56	52	73	39	41	27	26	49	51	51	541
1887	61	42	40	43	37	36	39	24	27	49	53	66	524
1888	43	16	54	43	50	36	28	21	26	36	40	37	463
1889	30	41	52	36	20	28	19	22	17	26	23	41	353
1890	29	21	23	33	46	57	61	41	49	100	109	115	675
1891	102	87	105	68	65	52	52	36	40	38	31	99	779
1892	52	71	46	54	43	44	48	35	35	39	49	53	573
1893	36	36	40	31	37	27	20	23	13	21	33	45	365
1894	45	42	41	43	30	28	15	15	10	17	27	29	336
1895	18	13	11	11	7	7	8	9	6	7	7	11	120
1896	11	16	11	13	11	9	16	10	19	6	5	8	135
TOTAUX.	673	620	663	591	590	593	474	396	373	516	621	751	6.768

TABLEAU Nº 2. Statistique de la mortalité diphtérique par arrondissement (1881-1896).

ARRONDISSEMENTS		1ᵉ Hotel-de-Ville	2ᵉ Bourse	3ᵉ Temple	4ᵉ Montmartre	5ᵉ Marché Central	6ᵉ Chaussée-d'Antin	7ᵉ Palais de Justice	8ᵉ Palais Royal	9ᵉ Gare du Nord	10ᵉ Hopital Militaire	11ᵉ La Folie	12ᵉ Gare de Sceaux	13ᵉ Belle-au-Mai	14ᵉ Au-des-Tournelle	15ᵉ Porte-de-Ter	16ᵉ Saint-Lazare	17ᵉ Saint-Henri	18ᵉ Saint-Jean	19ᵉ Saint-Léger	20ᵉ Malesherbes	21ᵉ Kléber	TOTAUX
Population	1881	16923	16833	22572	12400	14218	10017	19294	24219	14144	22437	29810	23829	23547	23419	3187	11913	13358	19281	14561	12254	7763	369760
	1886	15610	25452	18115	14161	14615	8272	19213	25017	21318	18314	23400	24533	30352	31629	2548	12293	11802	23825	10148	11497	10697	356143
	1891	21452	20613	12272	11188	23017	19061	18415	15810	29376	22348	19800	26533	30832	31679	3314	24744	14031	23042	10144	11897	10657	405900
	1896	22579	21139	18579	15353	15987	19272	17103	28307	22714	23624	35643	31415	36746	31492	5378	13119	13693	2018	15325	13994	19114	447344
1881		26	13	15	9	11	12	31	20	24	20	15	21	16	44		21	14	26	15	21	6	307
1882		23	21	17	8	8	3	19	11	19	14	14	16	31	52		19	17	17	26	15	9	345
1883		30	22	19	11	9	9	24	18	24	21	19	16	26	42	2	12	11	13	14	10	6	367
1884		26	27	18	13	18	8	22	13	17	9	27	12	29	29		11	13	25	8	11	12	346
1885		10	17	11	12	9	5	18	8	61	24	23	19	31	26		12	11	22	17	8	19	351
1886		14	19	21	24	24	8	62	6	32	63	53	27	31	36		33	23	21	23	36	10	581
1887		14	30	15	11	13	7	20	29	31	15	41	18	101	51	1	25	21	21	19	27	18	521
1888		14	52	25	21	8	9	14	22	23	16	81	32	35	36	1	28	12	29	13	16	17	498
1889		15	25	19	10	13	5	7	3	27	12	11	16	47	51	3	17	21	14	12	14	16	363
1890		31	12	14	15	17	7	8	20	34	66	81	63	100	50	6	12	8	61	30	11	19	673
1891		41	36	29	17	19	15	23	25	60	52	11	62	73	47	6	47	8	84	13	15	14	779
1892		32	29	20	17	14	1	18	37	31	22	61	16	70	47	15	39	8	11	24	14	10	573
1893		22	43	26	9	4	13	9	11	23	9	15	16	35	28	6	11	9	25	11	8	12	365
1894		14	26	13	10	11	2	7	16	35	24	13	20	38	31	1	12	5	15	8	31	7	346
1895		3	7	7	3	1	2	1	5	13	7	6	6	22	21		3	2	3	4	4	1	120
1896		8	7	5	6	3		2	1	6		8	11	19	31		5	3	2	5	4	3	133
TOTAUX		**313**	**366**	**273**	**200**	**188**	**111**	**295**	**217**	**470**	**381**	**496**	**391**	**711**	**632**	**41**	**314**	**219**	**427**	**217**	**242**	**171**	**6768**

E.

CHAPITRE II

Étude des circonstances qui règlent la mortalité diphtérique à Marseille.

Comme nous l'avons montré plus haut, Marseille est la ville de France qui, chaque année, paie le tribut relativement le plus lourd à l'endémie diphtérique.

A quelles causes est due cette triste primauté? Il nous est très difficile, impossible même de les déterminer avec certitude.

Est-ce à sa morbidité plus élevée à Marseille que dans toute autre ville? Ne connaissant exactement que le chiffre de la mortalité diphtérique, nous ne saurions conclure nécessairement à la fréquence de la maladie.

Est-ce à la virulence plus grande qu'offrent les germes de la diphtérie et au nombre des cas de diphtérie grave et maligne que l'on observe en plus grand nombre à Marseille. Il y a certainement lieu de prendre cette hypothèse en sérieuse considération, sans que nous puissions toutefois en démontrer toute la valeur. Notre conviction, basée sur des constatations sérieuses mais passagères plutôt que sur une longue expérience, ne nous autorise pas à répondre d'une façon catégorique.

Nous nous contenterons d'exposer dans ce chapitre les

circonstances qui, influant certainement sur le développement et la propagation de l'agent microbien, président
ainsi à l'évolution de l'endémie diphtérique à Marseille et
y favorisent l'éclosion des épidémies.

Ces circonstances sont de deux sortes : les unes, générales, conditions météorologiques et climatériques, qui, en
agissant sur l'organisme, le mettent dans un état plus ou
moins favorable de réceptivité ; les autres, conditions locales, répondant à la constitution hygiénique et sociale des
différents quartiers de la ville et présidant ainsi à la répartition topographique de la dipthérie.

Ceci fait, nous tracerons en quelques pages la marche
et l'évolution de cette maladie à Marseille depuis 1881
jusqu'à maintenant.

I

Pour Marseille et à propos de la diphtérie, les conditions
générales ont été particulièrement bien étudiées par notre
maître, M. le docteur Léon d'Astros (1). Nous ne saurions mieux faire que de reproduire ici les pages qu'il a
écrites à ce sujet :

« Les caractères du climat marseillais sont basés sur
des observations météorologiques portant sur une longue
suite d'années.

« Les observations thermométriques des 72 dernières
années démontrent que la température moyenne, à Marseille, est de 14°,20. La moyenne des maximums absolus
est de 32°,85 ; celle des minimums absolus de 5°,96. Les

(1) Communication faite au Comité médical des Bouches-du-Rhône sur la
diphtérie à Marseille.

écarts entre les maximums de jour et les minimums de nuit sont considérables, comme dans tous les pays où le ciel est habituellement clair. Le mois le plus froid est janvier ; toutefois le minimum absolu tombe en décembre vers le 11, ou plutôt il y a dans ce mois deux minimums presque égaux, le 11 et le 25, avec un réchauffement notable et de courte durée dans l'intervalle. Le mois le plus chaud est juillet, la température maximum est au voisinage du 22 juillet. Entre ces limites de froid et de chaud, les températures moyennes mensuelles croissent et décroissent avec assez de régularité ; mais les tracés démontrent néanmoins que l'on tombe plus brusquement des grandes chaleurs de l'été aux grands froids de l'hiver, que l'on ne remonte de ceux-ci aux chaleurs de l'été.

« Le régime des pluies est beaucoup moins régulier que celui de la température. Il existe des fluctuations énormes d'une année à l'autre. En moyenne il tombe annuellement à Marseille 528 millim. d'eau, quantité à peu près égale à celle qu'on recueille à Paris. Il n'en subsiste pas moins que le climat de Provence est caractérisé par sa sécheresse. Cela tient à deux causes : 1° la pluie annuelle est répartie en un petit nombre de jours (80) ; 2° l'évaporation est beaucoup plus forte que dans le Nord. En ce qui concerne la répartition des pluies dans l'année, il y a en général deux périodes pluvieuses : la première, qui fait rarement défaut, comprend les mois de septembre, octobre et novembre. L'autre, plus courte et moins constante, survient au commencement du printemps. Dans cet intervalle s'intercale une série très sèche, juin, juillet, août. Le mois qui reçoit le moins de pluie est juillet ; celui qui en reçoit le plus est octobre.

« L'état hygrométrique suit grosso modo la marche de la pluie, mais avec une allure beaucoup moins rég lière.

« La fréquence des vents violents est exceptionnelle à Marseille. Le vent du N.-O. sec et froid (le mistral) est le vent dominant de la contrée ; il succède souvent aux courtes averses et dessèche rapidement l'atmosphère et le sol.

« La diphtérie, bien que régnant toute l'année, est cependant une maladie nettement saisonnière. Lorsqu'on étudie la courbe de mortalité diphtérique durant un certain nombre d'années, on constate que cette courbe se montre assez analogue à elle-même comme forme, d'une année à l'autre. Le mois le moins chargé est généralemen. le mois de septembre et la mortalité commence à s'élever généralement en octobre. Nous avons donc établi, d'après la statistique municipale, la moyenne mensuelle de la mortalité diphtérique pendant quinze ans, d'octobre 1879 à octobre 1894.

Voici d'ailleurs les chiffres absolus :

Moyenne mensuelle de la mortalité diphtérique pendant quinze ans (1879-1894).

Octobre..................	40,2	décès.
Novembre...............	43	—
Décembre...............	53	—
Janvier.................	43,4	—
Février...............	41,8	—
Mars.................	44,8	—
Avril.................	40,6	--
Mai..................	40	--

Juin. . . . .   35,7 décès.

Juillet   32,4   —

Août   26,5   —

Septembre   24,4   —

« Le tracé ci-après représente la courbe moyenne de la mortalité diphtérique mensuelle pendant cette période de quinze ans, et figure, en quelque sorte, l'année diphtérique moyenne (1).

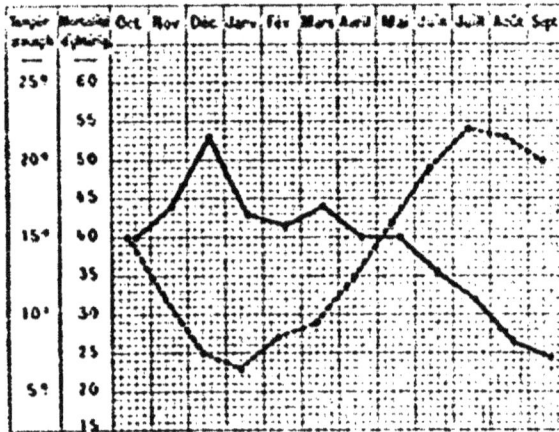

« Il résulte de ces chiffres que la mortalité diphtérique, relativement faible en août et septembre, s'élève brusquement en octobre et novembre pour atteindre son summum en décembre. La mortalité reste encore à peu près également élevée en janvier, février et mars. Elle s'abaisse légèrement

(1) Bien que notre travail porte sur un nombre d'années un peu différent de celui indiqué par notre maître, nous n'en avons pas moins conservé ses conclusions et son tracé, étant donnée leur similitude presque complète avec les résultats que nous avons obtenus. Nous avons cependant ajouté au tracé la courbe de la température atmosphérique.

en avril et mai pour décroître plus sensiblement, mais progressivement cependant, à partir de juin. Août et septembre présentent le minimum des décès.

« Cette marche dans la mortalité diphtérique suit assez exactement les modifications météorologiques annuelles : l'augmentation de la mortalité se produit après les pluies d'automne, pour atteindre son maximum aux froids de décembre. Cette ascension brusque doit être mise en opposition avec la descente progressive et plus lente de la courbe, qui présente aussi des caractères analogues à ceux des tracés thermiques que nous indiquions tantôt.

« Cette courbe de la mortalité diphtérique n'est, bien entendu, qu'une courbe moyenne résultant de la superposition des quinze courbes annuelles. Chaque année peut présenter quelques modifications particulières du tracé. Une de celles que l'on observe le plus souvent consiste en une petite recrudescence des décès au printemps, en avril et en mai. »

Plus loin, M. d'Astros étudie en détail les années qui nous intéressent (1881-1894), et les divise en trois périodes, l'une qui s'étend de 1881 à 1886; la seconde de 1886 à 1893; la troisième qui commence en 1893.

« Dans la première période, nous dit-il, de 1881 à 1885, le taux de mortalité annuel pour 100,000 habitants est à peu près le même : 100 décès en moyenne. Ces années appartiennent à une période de sécheresse bien marquée, qui sévissait en Provence depuis 1875. Seule l'année 1885 a été pluvieuse. Quant à la température, elle n'a durant cette période présenté rien de particulier.

« En 1886, commence une période d'années pluvieuses

ou froides. Le taux de la mortalité s'élève brusquement à
155 décès pour 100,000 habitants. Au point de vue météo-
rologique, cette année se caractérise en ce qu'elle est
extrêmement pluvieuse. La quantité totale d'eau tombée,
803 millim. dépasse la normale de 279. En 1887, l'année pluvieuse encore est excessivement froide. La moyenne ther-
mique annuelle est inférieure de 1° à la moyenne générale
de 65 ans. Le taux de la mortalité se maintient à 137. En
1888 et 1889, la mortalité s'abaisse. Elle se relève de nouveau et atteint des hauteurs inusitées en 1890 et en 1891,
qu'expliquent les caractères météorologiques de ces deux
années. L'année 1890, en effet, est caractérisée par un
hiver froid, prolongé, par un printemps très humide, par
des chaleurs élevées mais tardives et brusquement inter-
rompues, auxquelles fait suite un automne d'abord pluvieux puis froid. L'année 1891 compte aussi parmi les
plus froides. Après un automne déjà très froid, l'hiver survient avec une rigueur inusitée. En janvier, le thermo-
mètre descend presque jusqu'à — 10°. Le nombre des jours
de gelée d'octobre 1890 à avril 1891 atteint le chiffre de 47.
En même temps, l'année est humide, en ce sens que les
pluies, sinon fréquentes, sont abondantes. La mortalité
s'abaisse sensiblement en 1892, année plutôt chaude quoi-
qu'humide

« En 1893 et 1894, s'établit une troisième période pendant laquelle le taux de la mortalité reste peu élevé. Or,
l'année 1893 est chaude et sèche; l'année 1894, moyenne
au point de vue de la température, mais très sèche.

« Considérées à un point de vue général, les influences
météorologiques paraissent donc avoir à Marseille un rôle

important dans le développement et l'extension de la diphtérie. Mais il existe des conditions si nombreuses qui peuvent faire varier l'évolution des maladies épidémiques, qu'on ne peut dépasser ces conclusions très générales. »

Nous n'avons rien à ajouter. En lisant ces conclusions, il nous a paru nécessaire de compléter l'étude étiologique de la diphtérie, en recherchant dans l'hygiène urbaine — comme, du reste, l'avait prévu M. le Dr d'Astros — les conditions locales qui peuvent faciliter la contagion et activer ainsi l'extension de la maladie.

II

Nous allons donc examiner l'importance de ces conditions locales et nous arrivons aussi à la répartition topographique de la diphtérie à Marseille.

Ce n'est pas sans quelques difficultés que nous sommes arrivé aux résultats que nous publions. Notre travail aurait été singulièrement simplifié si le bureau d'hygiène avait à Marseille une organisation analogue à celle de Paris et de beaucoup d'autres villes de France et de l'étranger.

Il eût été tout au moins facile de continuer la publication du bulletin de statistique démographique et médicale fort bien rédigé et très complet qu'avait créé le regretté docteur Albenois et qui à la mort de ce dernier fut repris avec beaucoup de compétence par M. le docteur Mireur.

Les tableaux statistiques, les commentaires et les courbes qui les accompagnent nous ont été très utiles et nous ont servi de modèle dans le relevé que nous avons dû faire nous-même sur les registres municipaux pour les dix dernières années de notre statistique.

Une autre difficulté que nous avons dû aplanir est la suivante : les arrondissements de police, que nous avons choisis comme divisions administratives ont, depuis 1881, subi de nombreuses modifications : il nous a fallu pour l'unité de notre travail rapporter toutes les statistiques consultées à la limitation, au classement et à la dénomination du dernier recensement (1896).

Nous avons noté pour chaque année l'indication exacte du domicile (1), de façon à pouvoir établir le nombre des décès diphtériques dans chaque arrondissement de police, comme le montre le tableau ci-joint, puis prenant le chiffre de la population dans chacune de ces divisions, nous avons dressé une table de proportion pour 1,000 habitants, qui nous a servi à tracer les dix-sept graphiques ci-contre.

(1) Les décès diphtériques des hôpitaux ont tous été rapportés à l'arrondissement respectif de chaque malade.

Marche de la diphtérie dans les 21 arrondissements d'après la mortalité pour 1,000 habitants.

1881.

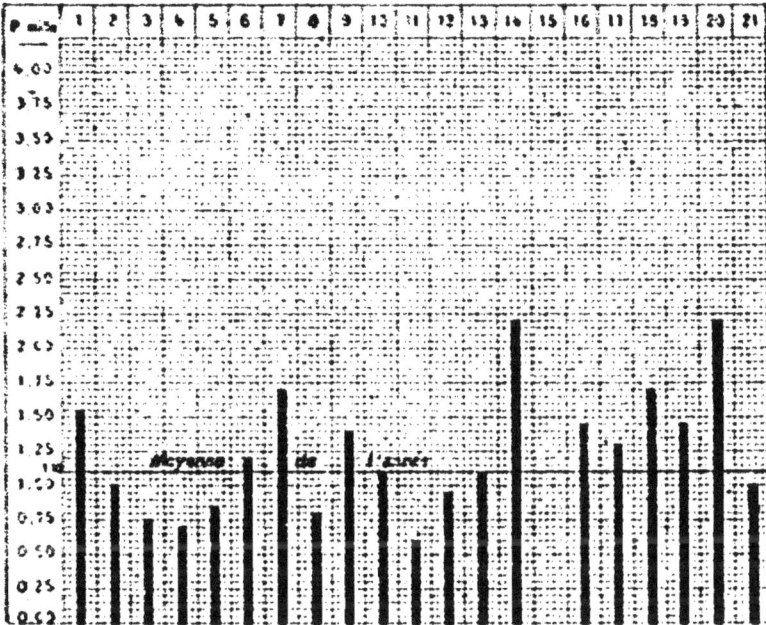

1882

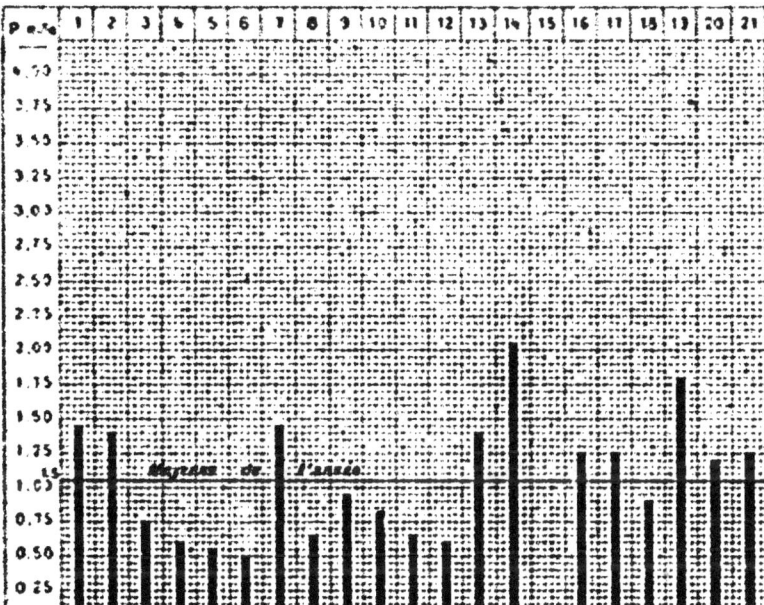

1883.

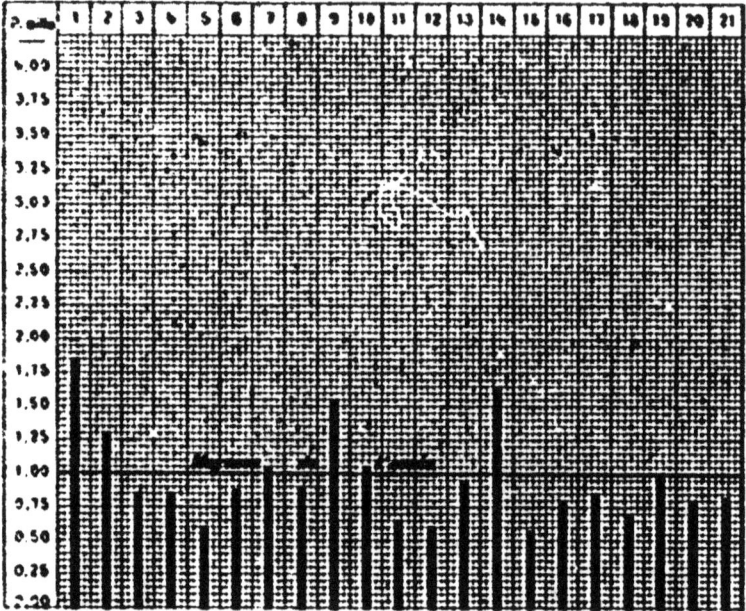

1884.

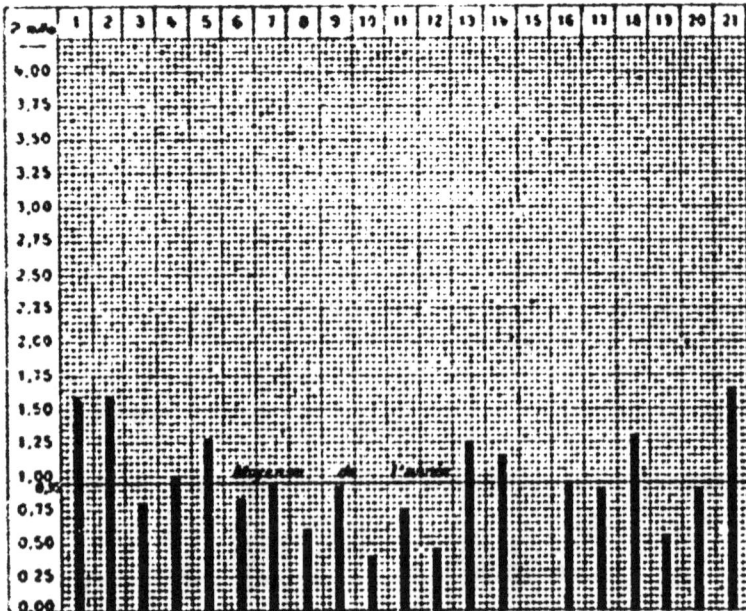

1885.

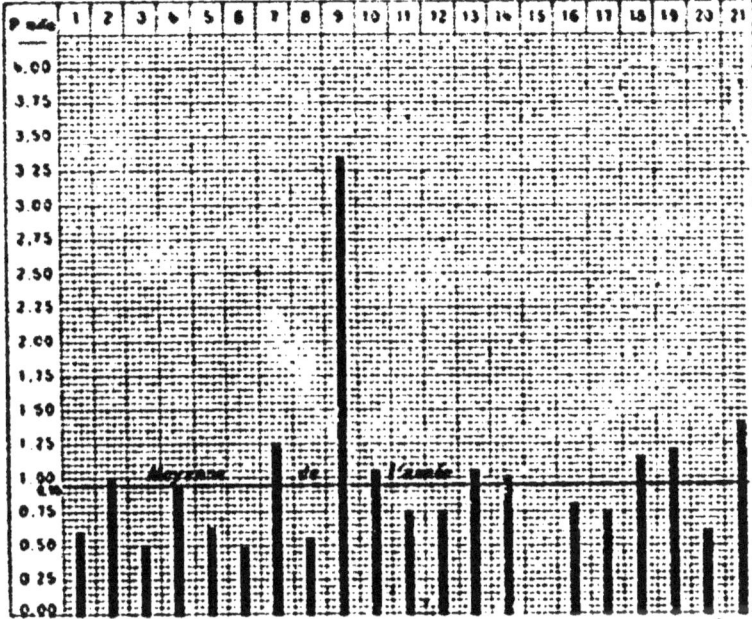

1886.

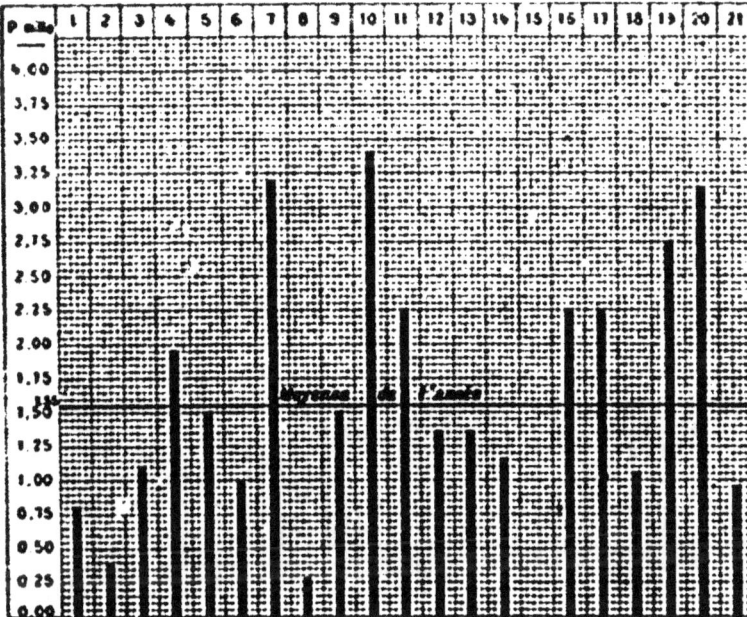

1887.

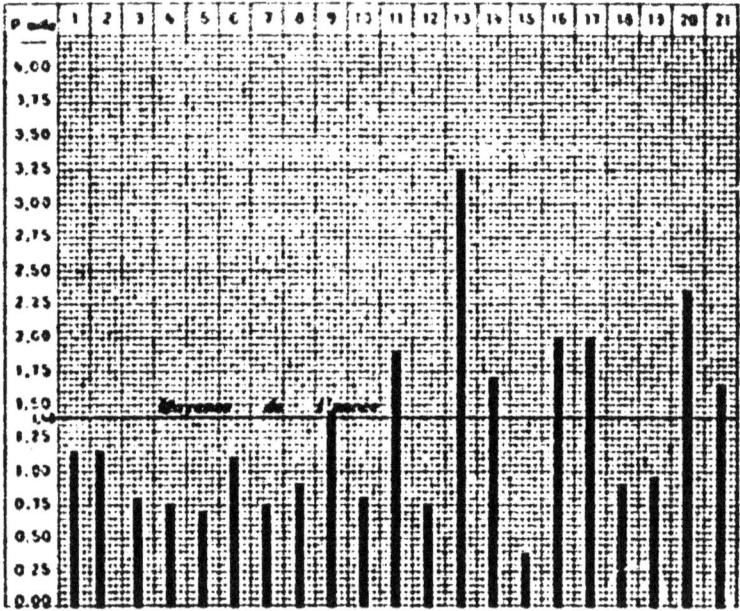

1888.

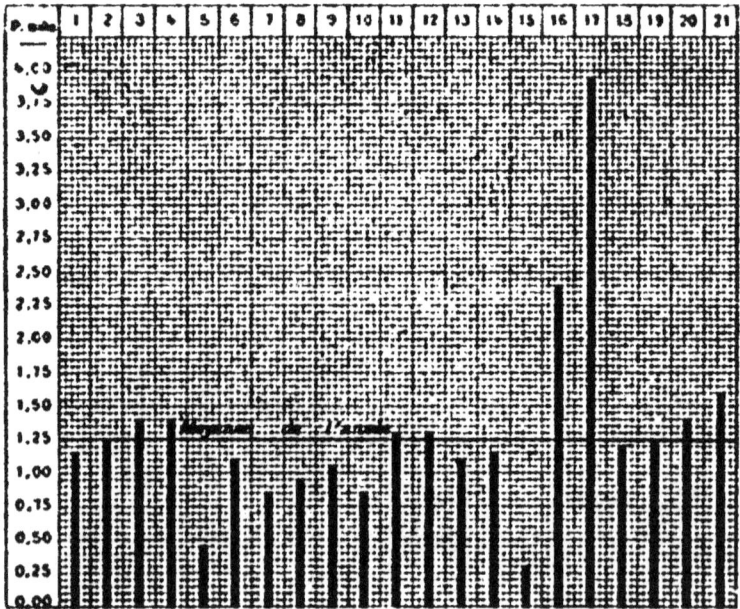

1889.

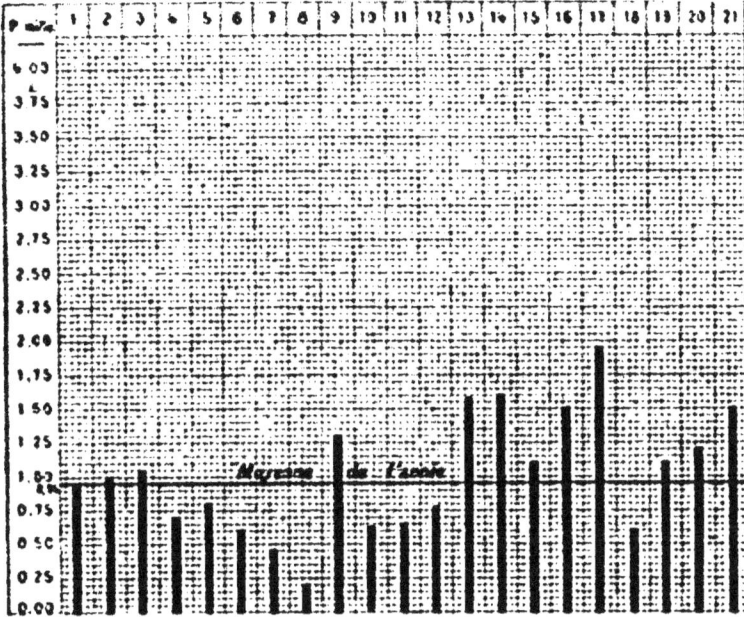

1890.

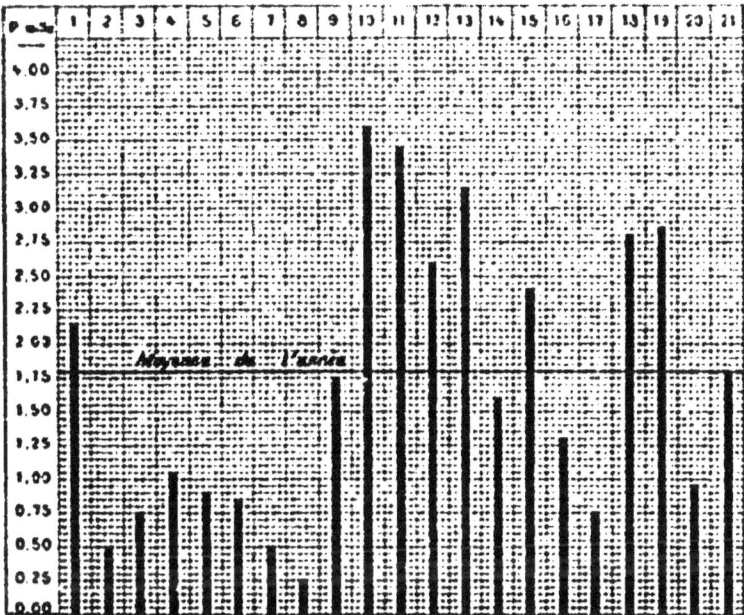

1891.

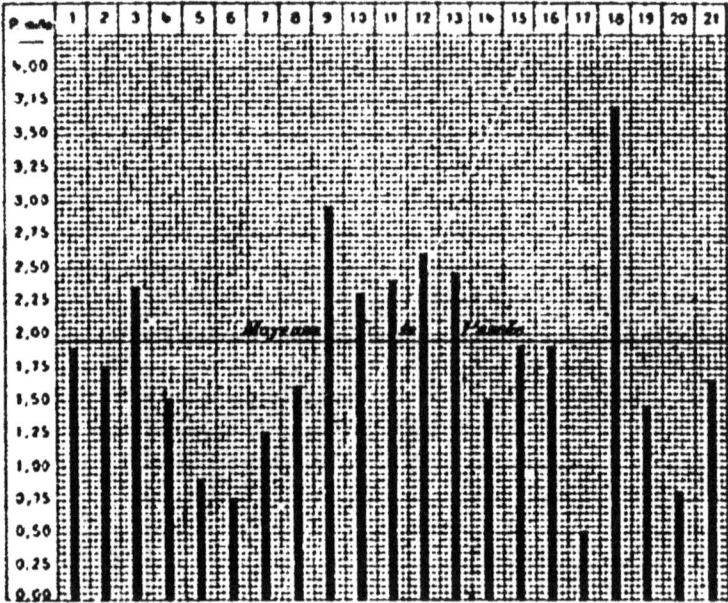

1892.

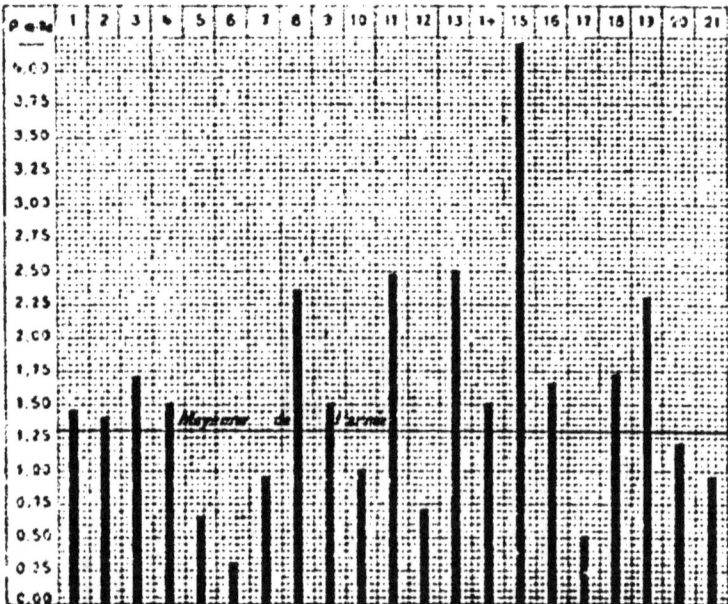

1893.

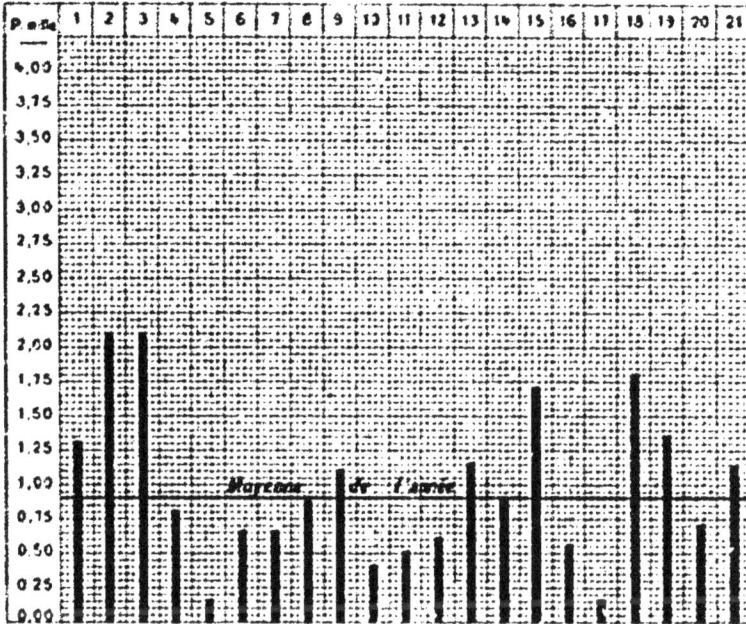

1894.

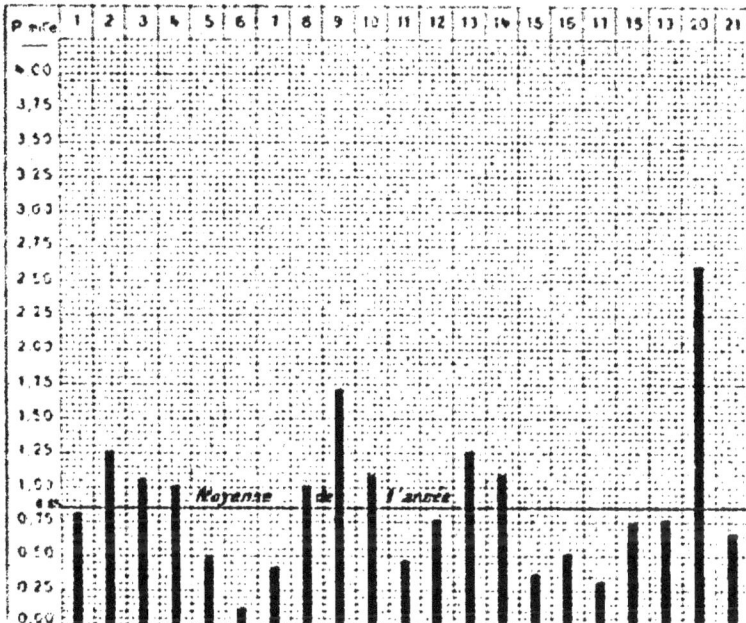

1895.

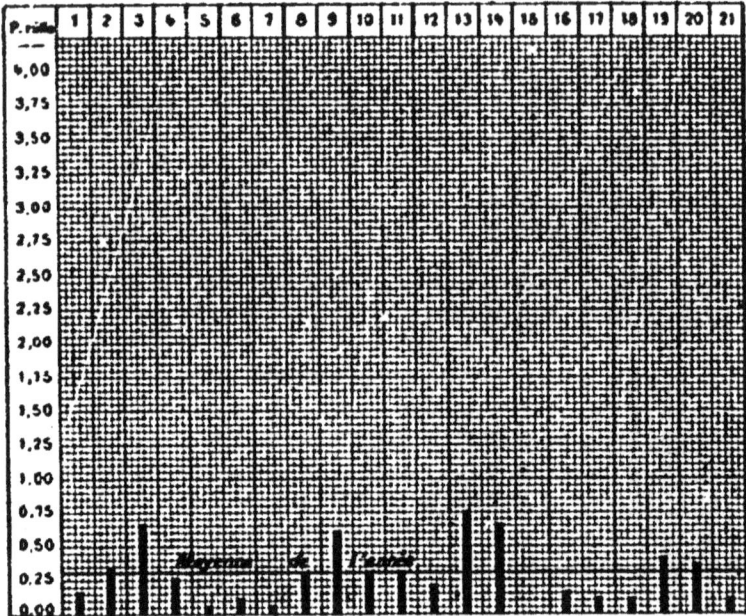

1896.

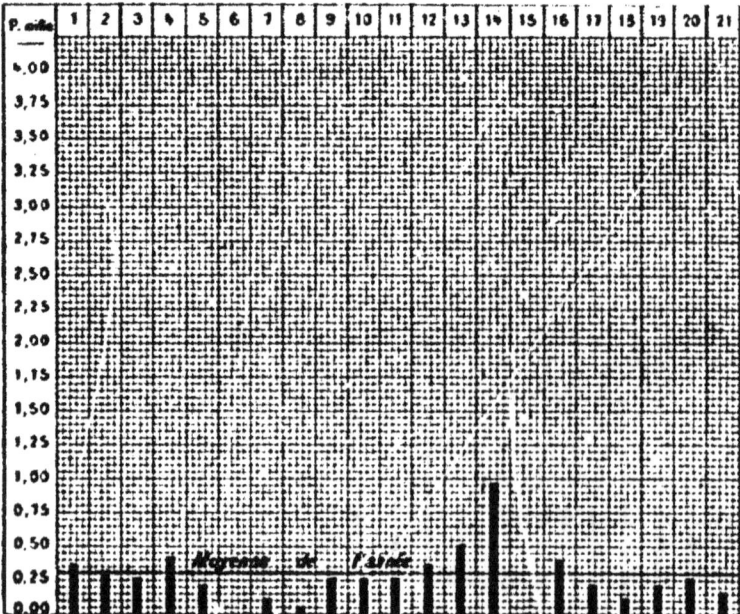

Moyenne annuelle de la mortalité diphtérique par arrondissements (1881-1896).

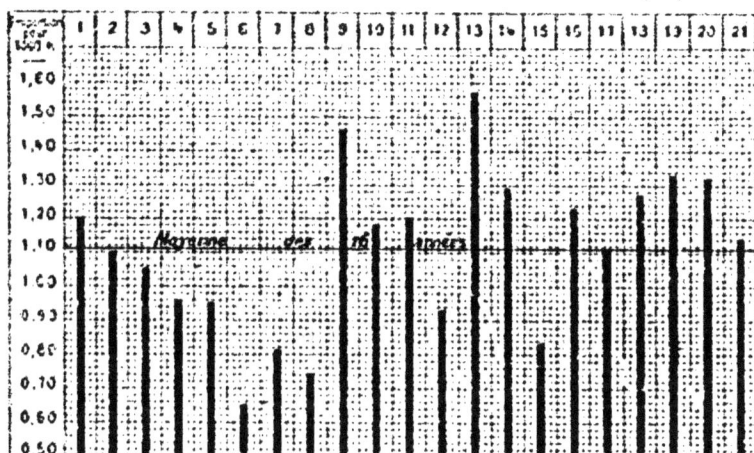

Les vingt et un arrondissements de police qui forment la commune de Marseille sont très inégaux en superficie, plus encore en population : la condition sociale moyenne et partant les habitudes d'hygiène des habitants qui les occupent offrent aussi des variations bien tranchées.

La diphtérie sévit dans chacun d'eux avec une intensité variable dont il est facile de se rendre compte par l'examen du dernier graphique et la lecture du tableau qui suit :

Par progression décroissante le taux de la mortalité pour 1,000 habitants (moyenne de 16 années) dans les 21 arrondissements a été le suivant :

Pour le   XIIIe Arrondissement (Belle-de-Mai)....   1,57
  —   IXe   —   (Gare du Sud)....   1,46
  —   XIXe   —   (Saint-Loup).....   1,33

Pour le XXe Arrondissement (Mazargues) 1,32
— XIVe — (Arc-de-Triomphe) 1,29
— XVIIIe — (Saint-Just) 1,27
— XVIe — (Saint-Louis) 1,25
— Ier — (Hôtel de Ville) . . 1,20
— XIe — (La Plaine) 1,20
— X^e — (Hôpital militaire) . 1,18
— XXIe — (Endoume) 1,14
— XVIIe — (Saint-Henri) 1,11
— IIe — (Hôtel-Dieu) 1,10
— IIIe — (Bourse) 1,05
— IVe — (Mont-de-Piété) . . 0,96
— V^e — (Marché central) . . 0,95
— XIIe — (Gare du Nord) . . . 0,93
— XVe — (Ports-les-Iles) . . . 0,83
— VIIe — (Palais de Justice) . 0,81
— VIIIe — (Préfecture) 0,74
— VIe — (Grand Théâtre) . . 0,65

Ce relevé est très instructif.

Nous remarquons tout d'abord que les arrondissements les moins touchés, VIe, VIIIe, VIIe, XIIe, V^e, IVe, ceux pour lesquels le taux moyen de la mortalité par 1,000 habitants est resté inférieur à 1 décès, sont tous des quartiers offrant en général de bonnes conditions hygiéniques; les rues qui les traversent sont pour la plupart larges, aérées, bien tenues, les maisons y sont spacieuses, propres, peu encombrées; enfin la population y est plutôt aisée, même riche.

Nous faisons exception pour l'arrondissement de Port-

des-Iles, qui figure parmi ces quartiers favorisés : sa phy-
sionomie est en effet un peu spéciale et la faible mortalité
que l'on y constate d'une façon générale y trouve son
explication. La population bien que pauvre est fort peu
nombreuse; de plus, la superficie terrienne de cet arrondissement, est en grande partie occupée par des magasins,
des entrepôts, des usines et par les deux gares d'Arenc et
de la Joliette. Les ouvriers qui y travaillent, habitent
dans les arrondissements limitrophes.

Si nous envisageons maintenant les arrondissements les
plus frappés : XIII°, IX°, XIX°, XX°, XIV°, XVIII°, XVI°,
I°°, nous constatons que tous, sauf cependant celui de
l'Hôtel-Dieu, sont formés en partie ou en totalité par les
faubourgs. A part le IX° et le XIV° qui ne dépassent pas
les limites de la ville, tous les arrondissements ont leur
plus grande étendue dans la banlieue, mais ce sont les
quartiers urbains qui ont contribué pour une large part à
élever le taux de la mortalité de tout l'arrondissement.

Nous faisons ici une mention spéciale pour le quartier
de la Mairie et de Saint-Laurent (1°° arrondissement), qui,
bien que ne faisant pas partie des faubourgs, offrent cependant par le genre de leur population de nombreux points
de ressemblance avec ceux-ci.

Il suffit de parcourir quelques-uns de ces quartiers
excentriques, quartiers de fabriques et d'usines, en général, pour se rendre compte que les règles de l'hygiène y
sont constamment violées, et pour comprendre qu'une
maladie comme la diphtérie puisse y trouver un terrain
favorable à son développement et y fasse chaque année de
nombreuses victimes.

Malpropreté des rues, souillées par toutes sortes d'immondices, parfois transformées en de véritables dépotoirs; insalubrité des maisons, souvent mal construites et humides, toujours en mauvais état d'entretien; encombrement des logements trop petits et mal aérés, enfin misère et surmenage des habitants, tout autant de circonstances capables d'amener l'éclosion d'épidémies.

Nous citerons en particulier parmi les quartiers répondant à ce peu séduisant tableau ceux de la Belle-de-Mai (XIIIe), de Saint-Lazare (XIVe), des Crottes, (XVIe), de Menpenti (IXe), de la Capelette (XIXe), où une population pauvre et peu soigneuse, composée en grande partie d'Italiens, paraît souvent complètement ignorer les soins de propreté les plus élémentaires.

Que le germe de la diphtérie soit transporté dans un pareil milieu, la maladie ne tarde pas à se répandre. Les causes de la contagion, tant directe qu'indirecte, sont multiples étant donnée la promiscuité déplorable dans laquelle vivent les habitants de ces pauvres quartiers : promiscuité dans la famille, où souvent une seule pièce servant à la fois de cuisine et de chambre à coucher abrite le père, la mère et plusieurs enfants; promiscuité dans le voisinage rendue inévitable par cet encombrement des locaux.

Et si l'on songe que l'âge est une des conditions qui importent le plus au développement de la diphtérie, ce sont les enfants qui ont le plus à souffrir d'un si triste état de choses.

Souvent mal nourris, respirant la nuit un air confiné, ils sont exposés le jour à tous les hasards de la contagion dans la rue où ils grouillent sans surveillance.

L'isolement des petits malades et des convalescents d'avec les autres enfants est dans ces conditions parfaitement illusoire et presque toujours impossible à réaliser. Ajoutons à cela l'absence complète de précautions de la part des personnes qui approchent ces malades : en particulier des voisines qui, en répétant leurs visites, par esprit de solidarité, ou par simple curiosité, aident sans le savoir à la propagation du virus ; et l'on comprendra aisément qu'un cas de diphtérie ne soit jamais isolé dans une même maison, ou une même rue, et qu'un foyer épidémique se forme avec la plus grande facilité.

L'envoi des petits malades à l'hôpital pourrait dans une certaine mesure diminuer les causes de contagion, mais ici on se heurte à un fait que nous avons souvent constaté, la répugnance de la population marseillaise à envoyer ses enfants à l'hôpital. Et quand les parents se décident à ce parti... héroïque, c'est souvent à une époque avancée de la maladie, la diphtérie a déjà atteint d'autres enfants dans le quartier.

La plupart des arrondissements, dont il vient d'être question, ont des quartiers, justement ceux qui ont fourni la plus forte mortalité, situés le long de la vallée du Jarret. Ce ruisseau, du reste peu important, traverse les faubourgs de Marseille du Nord-Est au Sud-Est et passe successivement à Malpassé, à Saint-Just, aux Chartreux, sépare les quartiers de la Blancarde, du Camas et de la Loubière, ceux de Menpenti, du Rouet, de la Timone et de la Capelette, et se jette dans l'Huveaune à Sainte-Marguerite (XXe ar.) Cette vallée constitue ainsi une série de quartiers bas et humides, dont la situation, croyons-nous, n'est pas sans

importance sur l'évolution de la maladie qui nous occupe.
Peut-être doit-on rapporter à cette influence, la place
relativement élevée qu'occupent dans notre classement
les arrondissements de la Plaine et de l'Hôpital militaire
qui sont généralement dans d'assez bonnes conditions
d'hygiène et sont occupés par une population d'aisance
moyenne, mais qui comprennent dans leur périmètre sur
les bords du Jarret, les deux quartiers ouvriers du Camas
et de la Loubière.

Quant aux arrondissements de l'Hôtel-Dieu (IIe) et la
Bourse (IIIe), c'est avec quelque étonnement que nous
avons constaté leur taux de mortalité. En commençant
notre travail, nous pensions voir figurer ces quartiers
parmi les plus touchés, vu leurs déplorables conditions
hygiéniques. Nous avouons n'avoir pas de solution à
donner pour expliquer leur immunité relative.

En somme, de toutes ces constatations, nous croyons
pouvoir conclure que si les conditions climatériques météorologiques ont une certaine influence sur la marche générale de la diphtérie, surtout pour en régler l'apparition
saisonnière et agir comme cause prédisposante dans la
production des épidémies, la part la plus importante dans
la propagation de cette maladie revient aux mauvaises
conditions hygiéniques des groupes urbains, où l'exiguïté
et l'encombrement des habitations le disputent à la misère
et à la malpropreté des habitants, où surtout les occasions
de contagion sont nombreuses.

III

Étudiant maintenant, année par année, la marche et l'extension de la diphtérie, nous remarquons tout d'abord une première période de 1881 à 1885.

1881-1886. — La maladie, qui en 1880 avait brusquement et considérablement augmenté (249 décès en 1879, 427 en 1880) présente pendant les cinq années qui suivent à peu près le même taux de mortalité (100 décès environ par 100,000 habitants). Tous les arrondissements, à l'exception de celui des Ports et des Iles, sont frappés, mais l'examen des graphiques ci-joint, et surtout des tableaux de mortalité mensuelle pour chacun des arrondissements, nous permet de relever l'existence de quelques foyers épidémiques, d'étendue, de durée et d'intensité variables.

Par ordre croissant d'importance, citons d'abord un petit foyer qui prend naissance dans le Ier arrondissement (Hôtel de Ville), s'étend au IIe (Hôtel-Dieu), cause une moyenne de 45 décès par an, et diminue brusquement, mais sans s'éteindre tout à fait en 1886.

Une petite épidémie sans grande tendance à l'extension, se localise également, sur l'autre rive du Vieux Port, dans le quartier de Saint-Victor, où habite une population d'ouvriers du port et des savonneries (VIIe arrondissement). Le taux moyen de mortalité pour 1,000 habitants atteint 1,65. L'intensité du fléau paraît devoir diminuer en 1885, mais la maladie subit une augmentation considérable en 1886.

Le foyer le plus important est situé au nord de la ville

et formé par le XIV⁰ arrondissement et les faubourgs de Saint-Mauront et de la Belle-de-Mai (du XIII⁰ arrondissement). L'épidémie y règne d'un bout de l'année à l'autre, chaque mois entraînant avec lui un important contingent de décès. Le nombre de ceux-ci, en effet, est considérable ; en voici le relevé : 64 en 1881 ; 86 en 1882 ; 70 en 1883 ; 58 en 1884 ; 57 en 1885.

Un quatrième centre épidémique occupe les quartiers qui avoisinent la gare au Sud (IX⁰ arrondissement). La diphtérie après y avoir frappé sans excès, mais avec une continuité désolante, sévit en 1885 et dans les premiers mois de 1886 avec une intensité effroyable et tue 90 enfants.

1886. — Ce violent accroissement ne fut certainement pas sans influence sur l'extension de l'épidémie aux arrondissements voisins, qui firent en partie les frais de la brusque ascension que la courbe de mortalité présente en 1886. Cette année-là en effet, le nombre des décès a augmenté de près d'un tiers sur l'année précédente. Tous les arrondissements, à l'exception des I⁰, II⁰, VII⁰, VIII⁰, XVIII⁰, XXI⁰ voient augmenter le nombre des enfants atteints de diphtérie. Mais certains d'entre eux sont particulièrement touchés.

Des quartiers de Menpenti et du Rouet (IX⁰ arrondissement), la redoutable maladie envahit à l'Est et au Sud ceux de la Capelette et de la Timone (XIX⁰ arrondissement, 35 décès) et l'arrondissement de Mazargues (XX⁰ arrondissement, 36 décès) où la présence de la vallée humide de l'Huveaune est à signaler.

Le mouvement épidémique, que nous signalons, a commencé vers la fin de 1885. C'est ainsi que dès le mois de septembre, l'épidémie gagne le long du Jarret, les alentours de l'hôpital de la Conception et s'étend ensuite à tout le X° arrondissement, où elle sévit avec intensité et aux quartiers qui entourent « la Plaine » Saint-Michel, le Boulevard Chave et le Marché central. Dans ce foyer formé par les X° et XI° et V° arrondissements, nous avons relevé 181 décès.

Du foyer nord (61 décès), la contagion s'est également répandue vers le centre de la ville à l'arrondissement du Mont-de-Piété (IV° arrondissement, 32 décès), mais surtout aux centres ouvriers de Saint-Louis et de Saint-Henri (XVI° et XVII° arrondissements, 62 décès).

Signalons enfin la recrudescence de l'épidémie qui, localisée le long du quai de Rive-Neuve, subit en décembre une augmentation considérable et finit par gagner le quartier riche du cours Pierre-Puget et cause 67 décès.

1887. — L'année suivante la diphtérie se maintient en dessus de la moyenne. Sur beaucoup de points cette maladie a diminué. Mais l'épidémie persiste à peu près avec la même intensité dans le XI° arrondissement (44 décès) au quartier des Crottes et au faubourg de Saint-Louis (XVI° arrondissement, 26 décès) ainsi que dans les villages de Saint-Henri et de Saint-André (XVII° arrondissement, 24 décès).

Le foyer formé par le XIII° et le XIV° arrondissement s'est rallumé avec une intensité peu commune et fait de grands ravages parmi cette misérable population. Certains mois, ceux du commencement et de la fin de l'année, ont des mortalités effrayantes de 22, 13, 15, 17 décès. Le mouvement ascensionnel s'arrête, et l'épidémie diminue progressivement en 1888.

1888. — Du reste cette année-là, la courbe de mortalité s'abaisse pour toute la ville, sauf cependant pour l'arrondissement de Saint-Louis et surtout pour le XVIIe. Aux environs des tuileries de Saint-Henri, en particulier, les familles italiennes occupées en grand nombre à cette industrie paient à leur tour leur tribut à la maladie.

1889. — En 1889, nouvelle et importante diminution dans la fréquence de la diphtérie. Le taux général de la mortalité est retombé au même niveau qu'en 1885. Cependant sur nos relevés mensuels, nous notons encore l'existence des deux foyers nord (XIIIe et XIVe arrondissements) et sud (IXe arrondissement) qui vont de nouveau être le point de départ d'une épidémie de diphtérie, la plus forte que Marseille ait eue à subir.

1890-1891. — Les deux années qui suivent, la diphtérie prend en effet un développement extraordinaire : jamais le nombre de décès causés par cette maladie n'a été aussi considérable : 675 en 1890 ; 779 en 1891.

C'est vers le mois de mai, au cours d'un printemps pluvieux, succédant à un hiver froid et prolongé, que l'épidémie commence, et si l'on en juge par le nombre croissant des décès, elle augmente rapidement d'importance jusqu'en juillet, subit un temps d'arrêt pendant les chaleurs d'ailleurs fort courtes de l'été, pour reprendre de plus belle en automne et faire de grands ravages, durant les mois d'octobre, novembre, décembre, et les trois premiers de 1891 (on déclara à l'état civil pendant le semestre, 619 décès par diphtérie).

A partir du mois d'avril, la maladie semble devoir diminuer d'intensité; mais ce mouvement de déclin n'est qu'apparent; une recrudescence se produit en décembre (100 décès).

L'épidémie se prolonge en 1892, mais son importance a déjà diminué.

Cette fois-ci, l'épidémie se fait presque tout entière dans la partie Nord-Est de la ville et s'y maintient continue pendant deux ans. C'est encore les habitants de la Belle-de-Mai qui comptent le plus de victimes (127 décès). De ce point la diphtérie se répand au XIIe et au XIIIe arrondissement, dans les environs de la gare du Nord et dans les quartiers de Longchamp et de l'Observatoire, gagne le quartier populeux des Chartreux et les villages de Saint-Just et de Malpassé, où un grand nombre d'usines groupent autour d'elles une importante population d'ouvriers.

Les arrondissements de la Plaine et de l'Hôpital militaire sont de nouveau contaminés, et la maladie y sévit cruellement (147 décès en 1890). La banlieue au delà du Jarret participe également à l'épidémie, qui des quartiers de la Blancarde et de la Capelette, rayonne vers les agglomérations villageoises de Saint-Barnabé et de Saint-Julien, de Saint-Loup et de Saint-Marcel.

Dans le IXe arrondissement (Gare du Sud), qui cependant a été en partie la source de l'épidémie, la diphtérie

y régnant en permanence, la mortalité n'a pas augmenté
en 1890. Par contre, elle éprouve une recrudescence marquée l'année suivante.

D'ailleurs, à cette époque même, les quartiers les plus
favorisés subissent les effets de la contagion, en particulier le quartier riche de la Préfecture et tout le VIIIᵉ arrondissement, qui jusqu'alors avaient été des moins frappés.

1892 — Le nombre des affections diphtériques diminue sensiblement en 1892. Mais l'épidémie se prolonge
sur certains points de la ville : citons en particulier, le
XIIIᵉ arrondissement (70 décès), le XIᵉ (63 décès), le XIVᵉ
(47 décès), le VIIIᵉ (37 décès), enfin le XVᵉ, des Ports et
des Iles qui n'a pas été épargné et où une quinzaine de
décès révèle l'extension du fléau au milieu d'une population
peu nombreuse et peu dense.

1893-1894. — Le mouvement de déclin que nous venons
de constater dans la marche de la diphtérie s'est encore
accentué en 1893 et en 1894. Le taux de la mortalité
annuelle pour 100,000 habitants qui était encore de
138 décès en 1892, tombe à 86 décès en 1893 et n'est
plus que de 78 en 1894.

Il faut, croyons-nous, rechercher la cause de ce brusque
abaissement de la mortalité dans la création à Marseille
et dans le début du fonctionnement d'un service public de
désinfection. A la fin de 1892, en effet, la municipalité
installa et mit gratuitement à la disposition du public, des
étuves à vapeur sous pression, et organisa la désinfection
à domicile. En même temps, des voitures spéciales furent

affectées au transport des personnes atteintes de maladies contagieuses.

D'après nos relevés mensuels et sur nos graphiques, nous remarquons durant cette période, l'émergence de certains quartiers où les germes de la diphtérie semblent se cantonner pour y entretenir leur virulence au milieu d'une population pauvre et sans souci de l'hygiène. Ce sont encore ceux de la Gare du Nord, de la Belle-de-Mai, de l'Arc-de-Triomphe. Par avance, nous pouvions les prévoir : ces foyers persisteront, au cindrés d'importance sans doute, mais toujours aussi nettement limités, peu tout les deux dernières années qui nous restent à étudier. Signalons encore les arrondissements de la Mairie (I*), de l'Hôtel-Dieu (II*) et de la Bourse (III*), sur la rive Nord du Vieux-Port où s'est formé un foyer de quelque étendue et enfin un petit centre épidémique à Mazargues (XX*).

1895-1896. — En 1895, grâce à l'introduction de la méthode sérothérapique dans le traitement de la diphtérie, le taux de la mortalité s'abaisse considérablement. C'est le début d'une période sans précédent : jamais avant les deux dernières années la diphtérie n'avait fait aussi peu de victimes.

L'examen de nos tableaux permet de constater que la ville tout entière bénéficie de ce bienfaisant résultat, et si l'on relève pour les IX*, XIII* et XIV* arrondissements un chiffre encore regrettable de décès, il n'est pas à comparer avec celui des années précédentes.

Il nous reste à établir dans quelles proportions la sérothérapie a influé sur la mortalité diphtérique à Marseille.

Notes explicatives sur le plan de Marseille.

Les lignes rouges et les numéros indiquent les 21 arrondissements de Marseille dont voici la désignation et la surface en hectares.

Ier Hôtel de Ville................	19 hectares	68
IIe Hôtel-Dieu...................	32 —	71
IIIe Bourse	19 —	50
IVe Mont-de-Piété...	28 —	16
Ve Marché Central............. .	28 —	92
VIe Grand Théâtre...............	20 —	57
VIIe Palais de Justice............	101 —	53
VIIIe Préfecture.................	105 —	45
IXe Gare du Sud.................	118 —	02
Xe Hôpital militaire...........	70 —	32
XIe La Plaine.................	120 —	58
XIIe Gare du Nord.............	178 —	40
XIIIe Belle de mai..............	129 —	37
XIVe Arc-de-Triomphe...........	138 —	83
XVe Ports-les-Iles (1)..........	422 —	75
XVIe Saint-Louis (2).............	1300 —	90
XVIIe Saint-Henri (3............	1800 —	89
XVIIIe Saint-Just (4).........	4599 —	13
XIXe Saint-Loup (5)............	3965 —	22
XXe Mazargues (6)	8147 —	29
XXIe Endoume..................	352 —	78

(1) Cet arrondissement comprend, outre une petite étendue du territoire de Marseille, tous les bassins maritimes en arrière de la grande jetée, le Vieux Port, ainsi que les iles du Frioul, qui ne figurent pas sur le plan.

(2, 3) Les XVIe et XVIIe arrondissements qui ne sont qu'indiqués sur le plan comprennent dans leur périmètre des agglomérations villageoises très importantes : citons en particulier pour le premier les villages de Saint-Louis, et les Aygalades; pour le second ceux de Saint-Henri, Saint-André, l'Estaque, et Saint-Antoine.

(4, 5, 6) Les XVIIIe, XIXe et XXe arrondissements sont en partie ou en totalité situés dans la banlieue de Marseille, comme les deux précédents. Nous devons signaler les centres de population suivants qui n'ont pas trouvé place sur le plan :

Château-Gombert, Saint-Barthélémy, Saint-Jérôme, Saint-Julien (XVIIIe). Saint-Loup et Saint-Marcel (centre industriel, (XIXe). Mazargues et Montredon (XXe).

PLAN GÉNÉRAL DE MARSEILLE

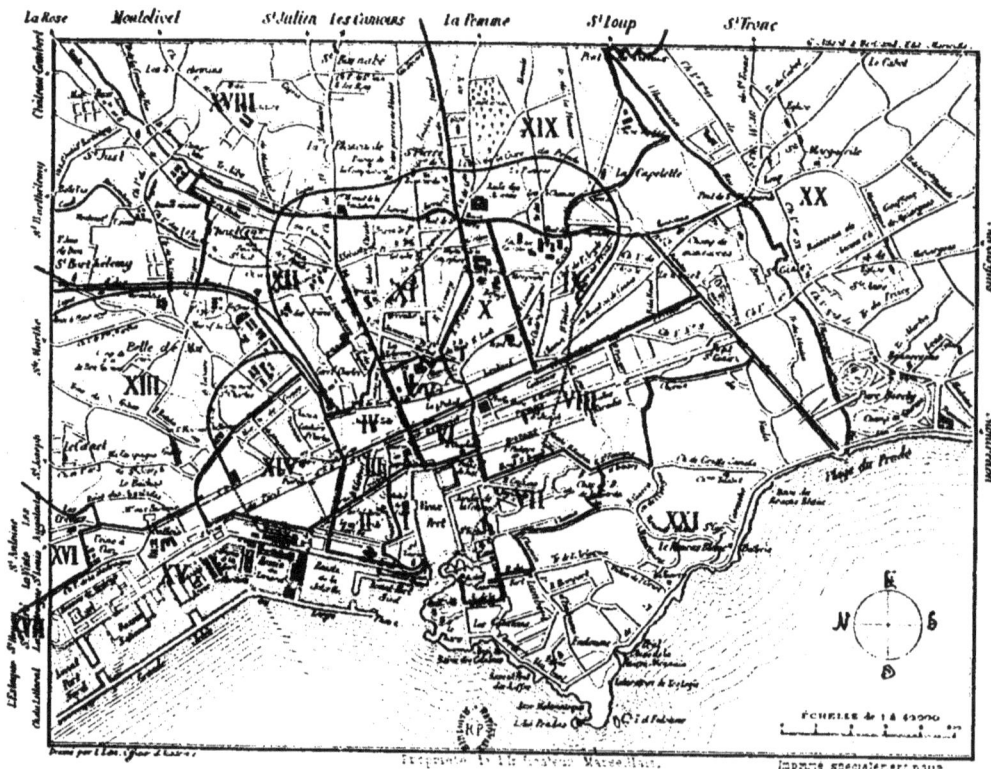

CHAPITRE III

La sérothérapie à Marseille.

I

Ainsi qu'on vient de le voir, la mortalité diphtérique qui atteignait à Marseille un chiffre très élevé a subi dans ces dernières années un abaissement considérable. Il n'est pas de doute que cet heureux résultat ne soit dû en majeure partie à l'application de la sérothérapie. Mais il est nécessaire d'apprécier quelle a été l'influence exacte de cette méthode, de fixer dans quelles proportions elle a diminué la mortalité diphtérique à Marseille.

Grâce à la création d'un service départemental antidiphtérique, sur l'organisation duquel nous reviendrons en terminant, dès les premiers mois de 1895, le sérum a pu être délivré à tout médecin sur sa demande. Mais déjà avant cette époque un certain nombre de malades avaient pu bénéficier du nouveau traitement: la différence en moins de mortalité, qu'a présentée l'année 1894 sur l'année 1893, doit être considérée en très grande partie comme un premier résultat de la méthode.

Ce sont encore les chiffres des statistiques municipales qui vont ici nous fournir de justes bases d'appréciation et

E.   4 nous conduire par leur étude raisonnée à établir les résultats obtenus en 1895 et 1896.

Nous reportant donc aux chiffres consignés dans notre premier chapitre, nous établissons par nos calculs qu'avant 1895, durant les quatorze premières années, au cours desquelles nous venons de suivre la marche de la diphtérie à Marseille, la mortalité moyenne annuelle a été de 472 décès avec un maximum de 779 (1891), un minimum de 336 (1894). D'autre part, le taux de mortalité moyen pour 100,000 habitants durant la même période a été de 118 décès, avec un maximum de 198 (1891) et un minimum de 78 décès (1894).

Si nous relevons maintenant en parallèle avec ces chiffres ceux des années 1895 et 1896, nous voyons que durant cette dernière période la mortalité diphtérique a été en moyenne de 127 décès : 120 en 1895, 135 en 1896; et le taux moyen de mortalité pour 100,000 habitants de 28 décès; 27 en 1895, 30 en 1896.

De la comparaison de ces données entre elles, il ressort que la mortalité diphtérique moyenne des deux années 1895-1896, c'est-à-dire, depuis l'emploi de la sérothérapie, a été à peu près le quart de celle des quatorze années précédentes.

Cette conclusion, qui à première vue semble naturelle, n'est peut-être pas sans reproche. En appréciant ainsi en bloc les effets du traitement sérothérapique sur la mortalité diphtérique à Marseille, nous craignons d'opposer des termes qui n'ont pas entre eux une similitude suffisante. Il nous a paru plus conforme à la vérité de limiter notre comparaison et de mettre en parallèle les deux années qui

ont précédé et les deux qui ont suivi l'introduction de la
sérothérapie.

En dehors des conditions hygiéniques locales qui n'ont
pas changé, l'analyse des circonstances météorologiques
de ces deux périodes nous permet une conclusion plus
rigoureuse, étant donné la relation constante que nous
avons constatée entre les oscillations météorologiques et
celle de la mortalité par diphtérie. Or ces quatre années
ont toutes été caractérisées par une température moyenne
élevée et par une sécheresse très marquée. Leurs conditions épidémiologiques ont dû vraisemblablement présenter de nombreuses analogies.

Nous aurions sans doute à faire aussi entrer en ligne de
compte les mesures prophylactiques qui ont dû être mises
en pratique à Marseille depuis 1893, mais nos recherches
personnelles ne nous autorisent pas à leur donner une
grande importance dans l'amélioration nosologique que
nous signalons.

Il est donc légitime d'attribuer à la sérothérapie la plus
grande part d'influence dans la diminution relative de la
mortalité que nous allons constater.

Ceci étant posé, fixons dans le tableau suivant, les termes définitifs de comparaison.

	PÉRIODE DE 1893-1894	PÉRIODE DE 1895-1896
Mortalité diphtérique moyenne.......	350 décès	127 décès
Taux moyen de mortalité p. 100,000 habitants.....................	82 —	28 —

D'après ces données, la mortalité diphtérique moyenne
des deux dernières années a été environ le tiers de celle
des deux précédentes.

Nous arrivons ainsi à cette conclusion indiscutable que par sa seule influence, l'introduction de la méthode sérothérapique à Marseille y a diminué de près de deux tiers la mortalité diphtérique. Et il faut ajouter que la méthode n'a pas toujours été appliquée avec une rigueur absolue, soit qu'un certain nombre de cas de diphtérie n'ont vraisemblablement pas été traités par le sérum, soit que plus souvent les premières injections ont été pratiquées tardivement.

Ce mouvement de déclin déjà très appréciable que nous venons de constater, semble devoir encore s'affirmer : c'est ainsi que pour les trois premiers mois de cette année, mois d'hiver autrefois les plus chargés, nous avons seulement relevé une mortalité de 5,6 et 6 décès. En 1895-1896, la mortalité moyenne, durant ces premiers mois de janvier, février et mars, avait encore été de 14, 14 et 12 décès.

Ces résultats vraiment satisfaisants nous permettent d'espérer, qu'à Marseille comme ailleurs, la diphtérie occupera dans l'avenir une place de moins en moins importante dans le cadre nosologique.

II

Il était important, dans une ville comme Marseille, où la diphtérie faisait chaque année de nombreuses victimes et sévissait surtout sur la classe pauvre, de prendre des mesures propres à rendre générale et rapide l'application de la sérothérapie.

Aussitôt après la communication du docteur Roux, au congrès de Buda-Pesth, le conseil général des Bouches-du-

Rhône voulant assurer à la ville et au département l'emploi constant du nouveau traitement, vota les crédits nécessaires à l'entretien de chevaux à l'Institut Pasteur et à la création à Marseille d'un service antidiphtérique.

Cette création avait un double but : la distribution gratuite du sérum et le diagnostic bactériologique de la diphtérie.

A cet effet, un laboratoire fut rapidement installé à l'hôpital de la Conception, où il existe encore aujourd'hui.

L'organisation et la direction en furent confiées au docteur Léon d'Astros, médecin des hôpitaux, chargé depuis de nombreuses années du pavillon des diphtériques. Nous étions à cette époque, interne dans ce service : notre maître voulut bien compter sur notre modeste collaboration.

Dès le 15 décembre 1894, les médecins de la ville et du département purent s'adresser au laboratoire et y demander le diagnostic bactériologique des affections suspectes de diphtérie qu'ils avaient à traiter, en même temps que le sérum.

Dans les premiers mois, la provision de sérum qu'expédiait périodiquement l'Institut Pasteur était tout juste suffisante pour répondre aux nombreuses demandes. Il était donc urgent qu'il fût délivré à bon escient, et que les ensemencements nécessaires au diagnostic fussent pratiqués dans des conditions d'absolue sécurité. Ce soin fut confié aux internes de l'hôpital de la Conception, qui, sur la demande des médecins, se rendaient à tour de service chez les malades, dans la ville et même dans le département.

Ce règlement fut plus tard modifié, et actuellement

l'ensemencement des sécrétions d'origine suspecte est pratiqué directement par les médecins traitants. Il est mis pour cela à leur disposition des nécessaires métalliques, parfaitement stérilisables, renfermant un tube à culture, de sérum de bœuf stérilisé et gélatinisé, une spatule à ensemencement, et un second tube, muni d'un tampon humide et stérilisé d'ouate hydrophile, monté sur une tige métallique, pour prélever les mucosités pharyngiennes.

Sitôt utilisés par les médecins, ces nécessaires sont renvoyés au laboratoire et le tube à culture est placé à l'étuve à 37°, ainsi qu'un autre tube ensemencé avec le tampon chargé de mucosité. Cet ensemencement complémentaire pratiqué avec soin est parfois indispensable pour obtenir un résultat certain. Dans quelques cas, rares il est vrai, ce tampon a permis un examen microscopique immédiat, donnant ainsi un diagnostic précoce. Généralement les résultats de l'analyse bactériologique sont remis aux médecins vingt-quatre heures après le retour des nécessaires.

Durant les deux années qui viennent de s'écouler nous avons eu à pratiquer au laboratoire du service antidiphtérique 1,489, examens bactériologiques, 732 en 1895, 757 en 1896.

En voici les résultats généraux :

Affections diphtériques (pures ou associées)...	859	425 en 1895 434 en 1896
Affections non diphtériques	627	307 en 1895 323 en 1896

Ce qui nous donne une proportion moyenne de 57 o/o d'affection diphtériques ; en opposition avec ce chiffre,

nous pouvons signaler celui de 45,8 p. 100 qu'a obtenu
dans les mêmes conditions le Laboratoire de diagnostic
bactériologique de la ville de Paris, d'après l'intéressant
travail du docteur Miquel sur cette fondation. Cette constatation tendrait à répondre à la question que nous nous
sommes posée plus haut, et à prouver la fréquence plus
grande de la diphtérie à Marseille.

Comme nous l'avons dit, le laboratoire est également
chargé de la distribution du sérum. En 1895, sur plus de
700 demandes il a fourni du sérum, soit en ville, soit à
l'hôpital, pour 406 cas de diphtérie pure ou associée véri-
fiée bactériologiquement : ils ont donné 80 décès, ce qui
constitue une mortalité de 19,5 p. 100. En 1896, le taux
de mortalité dans les mêmes conditions n'a plus été que
de 17,3 p. 100 : nous croyons pouvoir en conclure que la
légère augmentation des décès relevée sur les statistiques
municipales en 1896 (135 décès) par rapport à la mortalité de 1895 (120 décès) a tenu non à une élévation du
taux proportionnel de mortalité, mais à un nombre plus
grand des cas de diphtérie.

Quoi qu'il en soit, ces taux de mortalité relativement
élevés, fournis par la statistique du laboratoire départemental, ne doivent pas, croyons-nous, être considérés
comme absolus. En effet, pour un certain nombre de
diphtéries bénignes en moyenne, il n'a pas été fait appel
au service. Cette proposition est en quelque sorte démon-
trée par la proportion relativement élevée des cas de
croup que nous avons eus indirectement à traiter : 40 croups
pour 100 angines, c'est plus que la proportion normale
des croups par rapport aux angines.

Jusqu'à présent, c'est l'Institut Pasteur qui a fourni le sérum distribué par le service antidiphtérique, sauf cependant dans les hôpitaux, où l'on a pu faire usage depuis quelques mois, avec un plein succès, d'un sérum préparé à Marseille.

En effet, tout en assurant le service qui lui avait été confié, le laboratoire du service antidiphtérique, sous la savante direction du docteur Léon d'Astros, a activement travaillé à étendre ses attributions premières et dans le courant de l'année dernière il a reçu l'autorisation nécessaire à la préparation du sérum antidiphtérique. Mais son organisation primitive ne lui a pas permis de préparer jusqu'à maintenant du sérum en quantité suffisante pour les besoins de la ville et du département.

Toutefois, nous sommes en droit d'espérer, que grâce à une entente des pouvoirs publics locaux, Marseille sera dotée sous peu d'un institut analogue à ceux d'autres villes moins tributaires qu'elle de la diphtérie.

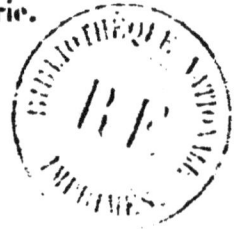

IMPRIMERIE LEMALE ET Cⁱᵉ, HAVRE